BEI GRIN MACHT SICH IHR WISSEN BEZAHLT

- Wir veröffentlichen Ihre Hausarbeit,
  Bachelor- und Masterarbeit

- Ihr eigenes eBook und Buch -
  weltweit in allen wichtigen Shops

- Verdienen Sie an jedem Verkauf

**Jetzt bei www.GRIN.com hochladen
und kostenlos publizieren**

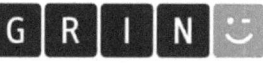

Bibliografische Information der Deutschen Nationalbibliothek:

Die Deutsche Bibliothek verzeichnet diese Publikation in der Deutschen National-
bibliografie; detaillierte bibliografische Daten sind im Internet über http://dnb.d-
nb.de/ abrufbar.

Impressum:

Copyright © 2018 GRIN Verlag
Druck und Bindung: Books on Demand GmbH, Norderstedt Germany
ISBN: 9783346112019

Dieses Buch bei GRIN:

https://www.grin.com/document/518495

Saskia Ziegler

Betriebliches Gesundheitsmanagement in Unternehmen. Erstellung eines Interventionskonzeptes anhand eines Fallbeispiels

GRIN Verlag

GRIN - Your knowledge has value

Der GRIN Verlag publiziert seit 1998 wissenschaftliche Arbeiten von Studenten, Hochschullehrern und anderen Akademikern als eBook und gedrucktes Buch. Die Verlagswebsite www.grin.com ist die ideale Plattform zur Veröffentlichung von Hausarbeiten, Abschlussarbeiten, wissenschaftlichen Aufsätzen, Dissertationen und Fachbüchern.

Besuchen Sie uns im Internet:

http://www.grin.com/

http://www.facebook.com/grincom

http://www.twitter.com/grin_com

Hausarbeit

Name, Vorname:	Ziegler, Saskia
Modul:	Betriebliches Gesundheitsmanagement 2
Studiengang:	Master Prävention und Gesundheitsmanagement
Datum Präsenzphase:	06.08-08.08.2018
Studienort:	Saarbrücken
Aufgabe:	Erstellung eines Interventionskonzepts für ein betriebliches Gesundheitsmanagement für das Unternehmen der Muster GmbH.

Inhaltsverzeichnis

1 Zusammenfassung Analyse als Fazit

Das Unternehmen „Muster GmbH" mit Sitz in Stuttgart gilt als Premiumanbieter hoch-
wertiger Holzmöbel. Insgesamt sind 1505 Mitarbeiter in folgenden Bereichen beschäf-
tigt: Geschäftsleitung, Verwaltung, Marketing/ Vertrieb, Produktion, Logistik und zent-
rale Dienste. Vor dem Hintergrund hoher Krankenstände, eines hohen Altersdurch-
schnitts und der Vision innerhalb Deutschlands mit gleichbleibender Qualität konkur-
renzfähig zu bleiben, hat sich die „Muster GmbH" zu der Einführung eines Betriebli-
chen Gesundheitsmanagements durch einen externen Dienstleister entschlossen. Im
Rahmen dessen Tätigkeit finden diverse Analysen, die Aufschluss über den Status-Quo
geben, statt. Im Bereich Logistik wird mit einem Pilotprojekt begonnen, da dort der Bedarf infolge der Analysen am höchsten ist. Im Folgenden werden die wichtigsten Analy-
sedaten dargestellt.

Primärdaten Gesundheit und Sicherheit:

Tabelle 1: Altersstruktur im gesamten Unternehmen

Altersgruppe	Häufigkeit in %
Jünger als 20	2,1
20-29	12,3
30-39	22,8
40-49	41,8
50-59	19,3
60 und älter	1,7

Tabelle 2: Durchschnittsalter in Bereichen mit den meisten Beschäftigten

Bereich	Jahr	Altersdurchschnitt in Jahren
Produktion	2015	45,5
Logistik	2015	48,4

Tabelle 3: Krankenstand im gesamten Unternehmen

Muster GmbH	
Jahr	Krankenstand im Durchschnitt in %
2014	6,5
2015	6,9

Tabelle 4: Krankenstand der Arbeitnehmer in Deutschland

Deutschland	
Jahr	Krankenstand im Durchschnitt in %
2014	3,8
2015	4,0

(Quelle: Krankenstand, Statistisches Bundesamt (Destatis), 2018)

Wie in den Tabellen erkannbar ist, liegt der durchschnittliche Krankenstand der Muster GmbH 2014 sowie 2015 höher als der der Arbeitnehmer/ Innen in Deutschland. In den Bereichen Produktion und Logistik ist der Krankenstand der Muster GmbH gegenüber den anderen Unternehmensbereichen ebenfalls höher.

Tendenzen: Die Krankenstände steigen bei der Muster GmbH seit 4 Jahren. Der hohe Anteil der Langzeiterkrankungen ist ebenfalls steigend.

Tabelle 5: Arbeitsunfälle der Muster GmbH im Vergleich zu Deutschland im Jahr 2014

Arbeitsunfälle im Jahr 2014	
Muster GmbH	Deutschland
34 je 1000 Vollarbeiter	23,7 je 1000 Vollarbeiter

(Quelle: Bundesministerium für Arbeit und Soziales, 2016, S. 33).

Arbeitsbedingungen: Im Vergleich zu Deutschland sind die Arbeitsunfälle der Muster GmbH deutlich höher, weshalb Arbeitsplatzbedingungen analysiert werden sollten. In der Produktion und der Logistik wurde eine Gefährungsbeurteilung durchgeführt, ist jedoch noch unvollständig. Psychische Erkrankunge steigen, daher muss diesbezüglich auch eine Gefährungsbeurteilung durchgeführt werden. Büroarbeitsplätze sind weitgehend in Ordnung.

Analyseergebnisse Mitarbeiterbefragung im Bereich Logistik:

Tabelle 6: Altersstruktur und Gesundheitszustand nach Alter

Altersgruppe	Häufigkeit in %	Gesundheitszustand im Durchschnitt
Jünger als 20	0	0
20-29	5	2
30-39	24	2,9
40-49	48	2,7
50-59	21	3,4
60 und älter	2	3

Tabelle 7: Top 3 der Beschwerden und Potenziale

Rang	Beschwerden (%)	Potenziale (%)
1	Rückenschmerzen (54)	Mehr Hygiene in Sanitäranlagen (41)
2	Verspannungen/ Verkrampfungen (43)	Andere Arbeitsorganisation (40)
3	Müdigkeit/ Abgeschlagenheit (31)	Besseres Führungsverhalten (38)

Tabelle 8: Top 5 der "stark belastenden" Beschwerden

Rang	Beschwerden
1	Zugluft, Kälte
2	Schwere Hebearbeiten, körperlich schwere Arbeit
3	Häufiger Wechsel zwischen Kälte und Wärme
4	Tragen, Schieben, Ziehen schwerer Gegenstände
5	Gebückte Haltung, Bücken, beengte Platzverhältnisse; Staub-Schmutz

Tabelle 9: Ergebnisse der Kategorien Zufriedenheit, Entscheidunsspielraum, soz. Unterstützung

Kategorie	Mittelwerte	Bewertung
Zufriedenheit	4,5	Geringe Zufriedenheit
Entscheidungsspielraum	2,9	Negative Bewertung
Soziale Unterstützung Kollegen	3,1	Positive Bewertung
Soziale Unterstützung Vorgesetze	2,6	Negative Bewertung

Analyseergebnisse Gefährdungsbeurteilung im Bereich Logistik:

Tabelle 10: Ergebnistabelle mit Nohl-Wert

Arbeitsplatz	Gefährung/ Problem	Nohl Gefähr-dungsmaß (Gm)
Kommissionierung Großmöbel	Zu geringe Anzahl an Transportfahrzeugen: hohe körperliche Belastungen Zeitdruck Wärme-Kälte-Wechsel Viel Stehen und Gehen Ware zu schwer	4-5
Kommissionierung Kleinmöbel	Zugluft Ungünstige Beleuchtung: Stolpergefahr Etiketten schwer lesbar Heben/ Tragen	3
Transport allgemein (Fahren auf Stapler)	Vibrationen durch Stapler Bewegungsmangel	3-4
Versand (Verpackung, Einlagerung)	Schweres oftmaliges Heben und Tragen Zeitdruck Zugluft Enge	4

Tabelle 11: Bewertung ermittelter Gefährdungsmaße Nohl (eigene Darstellung)

Gefährdungsmaß nach Nohl	Gesundheitsrisiken und Wahrscheinlichkeit des Eintretens
3	Leicht mit mittlerer Wahrscheinlichkeit
	Mittelschwer mit geringer Wahrscheinlichkeit
	Schwer mit sehr geringer Wahrscheinlichkeit
4	Leicht mit hoher Wahrscheinlichkeit
	mittelschwer mit mittlerer Wahrscheinlichkeit
	schwer mit geringer Wahrscheinlichkeit
	schwerer bleibender Gesundheitsschaden, Tod mit sehr geringer Wahrscheinlichkeit
5	Mittelschwer mit hoher Wahrscheinlichkeit
	Schwer mit mittlerer Wahrscheinlichkeit
	Schwerer bleibender Gesundheitsschaden, Tod mit geringer Wahrscheinlichkeit

Die ermittelten Gefährdungsmaße nach Nohl lassen Aussagen über die festgestellten Gefährdungen an den jeweiligen Arbeitsplätzen zu, unter Berücksichtigung der gesundheitlichen Risiken und der Eintrittswahrscheinlichkeit. Es ist zu erkennen, dass der Transport, Versand und die Kommissionierung der Großmöbel den größten Handlungsbedarf aufweisen (bewegen sich um die Gefährdungszahl 4), wobei letzteres bis zur Gefährdungszahl 5 reicht. Dieser Arbeitsplatz könnte priorisiert werden.

Darüber hinaus stellt die Gefährdungskennzahl den Mittelwert aller Gefährdungsmaße dar und ermöglicht eine Aussage über den allgemeinen Sicherheitszustand des Systems (Morsch, 2017, S. 70). Nach eigener Berechnung liegt die Kennzahl bei 3,75. Dieser Wert liegt ebenfalls am nächsten an der „4", sodass im Bereich Logistik insgesamt mit leichten Verletzungen mit hoher Wahrscheinlichkeit, mittelschweren Verletzungen mit mittlerer Wahrscheinlichkeit, schweren Verletzungen mit geringer Wahrscheinlichkeit und schweren bleibenden Schäden mit sehr geringer Wahrscheinlichkeit zu rechnen ist (s. Tabelle 7).

Fazit:

Aus den aufgeführten Ergebnissen geht hervor, dass das Unternehmen der Muster GmbH bezüglich des Krankenstandes und der Arbeitsunfälle im Vergleich zu Deutschland höhere Werte aufweist. Betrachtet man das Unternehmen an sich, liegt in der Logistik ein höheres Durchschnittsalter als im gesamten Unternehmen, sowie ein erhöhter Krankenstand gegenüber anderen Unternehmensbereichen vor. Die Ergebnisse der Gefährdungsbeurteilung weisen in diesem Bereich auf Gesundheitsrisiken am Arbeitsplatz insbesondere in der Kommissionierung der Großmöbel hin. Die aus der Mitarbeiterbefragung gewonnenen Ergebnisse wie z. B. Rückenschmerzen mit 54% als häufigste Beschwerden, und Zugluft und Kälte sowie schwere Hebearbeiten o. Ä. als stark belastende Faktoren, stimmen weitgehend mit den Erkenntnissen der Arbeitsplatzanalyse/ Gefährdungsbeurteilung überein, sodass ein wahrscheinlicher Zusammenhang zwischen Belastungen und Arbeitsbedingungen erkenntlich wir, weshalb Maßnahmen diesbezüglich in Angriff genommen werden sollen.

2 Ableitung von Handlungsschwerpunkten

Anhand der Ergebnisse der Analysen lassen sich Handlungsschwerpunkte ableiten, innerhalb derer später zielgerichtete Interventionsmaßnahmen angeboten werden können. Im Folgenden werden drei Schwerpunkte mit absteigender Priorisierung dargestellt, sowie dessen Auswahl begründet.

1. Physikalische Gefährdungen und körperliche Belastungen reduzieren
Begründung: Vor dem Hintergrund der Altersstruktur/ Krankenständen im gesamten Unternehmen und einem recht hohen Durchschnittsalter in den Bereichen Produktion und Logistik, wo den Mitarbeitern oftmals starke körperliche Belastungen abverlangt werden, sollen an erster Stelle physikalische Gefährdungen und körperliche Belastungen in der Logistik reduziert werden. Die Ergebnisse der Top 5 der „stark belastenden" Faktoren schwere Hebearbeiten, körperlich schwere Arbeit (Rang 2), Tragen, Schieben, Ziehen schwerer Gegenstände (Rang 4) und gebückte Haltung, Bücken, beengte Platzverhältnisse (Rang 5), aber auch Zugluft, Kälte (Rang 1) und ein häufiger Wärme-Kälte-Wechsel (Rang 3) weisen auf ein hohes gesundheitsschädigendes Risiko hin. Dadurch lassen sich u. A. auch die Häufigkeiten der Beschwerden Rückenschmerzen (54 %), Verspannungen/ Verkrampfungen (43 %) erklären. Auch weil, bei der Analyse der Gefährdungsbeurteilung ähnliche Faktoren wie oben bereits beschrieben (viel Stehen, Gehen, körperlich hohe Anstrengung,

aber auch Bewegungsmangel), als Gefährdung/ Problem gelten, ist die Minimierung der physikalischen Gefährdungen als primärer Schwerpunkt am sinnvollsten. Darüberhinaus verstärkt der im Alter zunehmende Muskelabbau die Notwendigkeit des Aufbaus von Ressourcen, um einerseits körperlichen Beanspruchungen (Heben, Tragen, Bücken etc.), sowie einer verschlechterung der Rückengesundheit der Mitarbeiter entgegenzuwirken. Um die besagten Gefährdungen am Arbeitsplatz zu reduzieren, ist die Kräftigung der Muskulatur und das Erlernen von rückengerechtern Haltungs- und Bewegungstechniken wichtig (Pfeifer, 2004, S. 36).

2. Bessere Arbeitsplatzverhältnisse schaffen

Begründung: Um der Problematik der oben beschriebenen körperlichen Belastungen entgegenzuwirken und bei dessen Reduktion nachhaltig Wirkung zu erzielen, müssen Umweltbedingungen d. h. Arbeitsplatzverhältnisse (verhältnisorientiert) verändert werden. Denn Studien zeigen, dass eine Kombination aus verhaltens- und verhältnisorientieren Maßnahmen die größte Wirkung bezwecken (Walter et al., 2006, S. 160). Anahnd der Analysen ist zu erkennen, dass durch Einflüsse wie z. B. Zugluft/ Kälte (Platz 1 der Top 5 „stark belastenden" Faktoren) oder ein ständiger Kälte-Wärme-Wechsel (Platz 3 der häufigsten Beschwerden) ungünstige Arbeitsbedingungen bestehen. Zusätzlich bestätigt die zu hohe Anzahl der Arbeitsunfälle die Notwendikeit verbesserter Arbeitsplatzverhältnisse. Diesem Schwerpunkt wird zweite Priorität beigemessen, da der Handlungsspielraum etwas eingeschränkter gegenüber des ersten ist. Bei der Veränderung von Arbeitsplatzverhältnissen kann man auf viele Barrieren stoßen und manche Einflussgrößen kann man nicht eliminieren wie z. B. übermäßig hohe Temperaturen am Arbeitsplatz einer Gießerei. Dennoch ist es sinnvoll Arbeitsplatzverhältnisse so zu optimieren, dass sie gerinstmöglichen gesundheitschädigenden Einfluss haben. Denn hier kann oft die Ursache körperlicher Beschwerden und Belastungen der Mitarbeiter stecken. In Anlehnung daran, zeigt das Fazit der durchgeführten Analysen, dass ein Zusammenhang zwischen Beschwerden und Arbeitsbedingungen bei der Muster GmbH durchaus wahrscheinlich ist. Die Mitarbeiter sind zusätzlich hohen körperlichen Belastungen ausgesetzt, weil nicht genügend Transportfahrzeuge zur Verfügung stehen oder die Arbeit zu zweit nicht immer möglich ist. Zudem führt die ungünstige Beleuchtung in der Kommissionierung der Kleinmöbel zu Stoplergefahren und beengte Platzverhältnisse (Platz 5 der Top 5 „stark belastenden" Faktoren) zu Arbeit in unbequemen Körperhaltungen. Letzteres gilt als Risikofaktor für die Enstehung von Rückenschmerz (Pfeifer, 2004, S. 30). Aufgrund der bisher genannten Aspekte und der Wünsche der Mitarbeiter (Potenziale: mehr Hygiene und bessere Arbeitsplatzgestaltung) soll für grundsätzlich gute Arbeitsplatzverhältnisse gesortgt werden, sodass die Mitarbeiter gesund und leistungsfähig bleiben.

3. Psychische Belastungen reduzieren

Begründung: Aus den Ergebnissen der Analysen geht hervor, dass die Mitarbeit neben körperlichen auch psychischen Belastungen ausgesetzt sind, obwohl diesbezüglich noch keine konkrete Gefährdungsbeurteilung stattgefunden hat. Psychosoziale Faktoren wie die Zufriendenheit oder die soziale Unterstützung bei der Arbeit gelten ebenfalls als Risikofaktoren (Pfeifer, 2004, S. 30). Die jeweils negativen Bewertungen bezüglich des Entscheidungsspielraums der Mitarbeiter und der sozialen Unterstützung seitens des Vorgesetzten zeigen, dass hier ein Risiko gesundheitssschädigenen Einflusses besteht. Denn Arbeitsplätze aus einer Kombination hoher Anforderungen mit geringen Entscheidungsspielräumen und fehlender sozialer Unterstützung, sowie mangelnder Anerkennung werden als besonders belastend eingestuft (Struhs-Wehr, 2017, S. 40). Dadurch lasst sich u. A. auch der gering ausfallende Durchschnittswert der Mitarbeiterzufriedenheit erklären. Derartige psychosoziale Stressoren können sich ansammeln, sodass mit der Zeit eine hohe Unzufriedenheit entsteht, welche oft in Verbindung mit psychsichen Belastungen oder sogar Beschwerden gebracht wird. Darüber hinaus wird Zeitdruck bei der Gefährdungsbeurteilung zweimal als gefährdender Faktor gemessen, wordurch die Mitarbeiter unter Stress/ Druck geraten. Durch die Summer der genannten psychsischen Belastungen werden die Mitarbeiter in ein erhöhtes Stresslevel am Arbeitsplatz versetzt. Ein solcher Zustand kann auf Dauer starke körperliche Einschränkungen wie Herz-Kreislauf-Erkrankungen, Erschöpfung, Burnout und Depressionen verursachen und gilt aus diesem Grund als gesundheitsgefährdend (Fries & Kirschbaum, 2009, S.114). Damit dies nicht eintritt, darf dieser Schwerpunkt nicht unterschätzt werden. Ihm wird drittletzte Priorität beigemessen, weil die Belastungen und deren Auswirkungen sich weniger akut gegenüber denen der anderen Schwerpunkte erweisen. Wegen der gegannten Aspkete und der Wünsche der Mitarbeiter (Potenziale: besseres Führungsverhalten und andere Arbeitsorganisation) soll insgesamt eine Reduktion der psychischen Belastungen im Sinne einer erhöhten Mitarbeiterzufriedenheit angestrebt werden.

3 Erstellung einer Interventionsplanung zur Vorlage bei der Geschäftsleitung

3.1 Initiale Interventionsmaßnahmen

Tabelle 12: Interventionsmaßnahme „Einführung arbeitsplatzbezogenes Rückenprogramm"

„Arbeitsplatzbezogenes Rückenprogramm" bei der Muster GmbH	
Handlungsschwerpunkt	1: Physikalische Gefährdungen und körperliche Belastungen reduzieren
Zielgruppe	Alle Mitarbeiter der Logistik
Zielsetzung	Stärkung physischer Ressourcen zur Reduktion von Belastungen des Rückens bei Bewegungen wie Tragen/ Ziehen etc. am Arbeitsplatz
Inhalte verhaltensbezogen	Kräftigung der Rückenmuskulatur durch ein intensives Rückentraining Aufbau des Interesses an gesundheitsförderner Bewegung und rückenschonendem Arbeiten
Inhalte verhältnisbezogen	Einrichtung von Räumlichkeiten, in denen das Rückentraining stattfindet Schaffung zeitlicher Möglichkeiten, damit die Mitarbeiter am Training teilnehmen können
Zeitdauer	8-12 Monate

Begründung arbeitsbezogenes Rückenprogramm:

Die Zielgruppe sind alle Mitarbeiter der Logistik, da ein hohes Durchschnittsalter besteht und mit 54 % bereits mehr als die Hälfte der Mitarbeiter von Rückenschmerzen betroffen sind, sodass ein Training zur Verbesserung der Rückengesundheit und Prävention wichtig wird. Darin liegt die Begründung der Zielsetzung, denn durch die Stärkung von physischen Ressourcen (kräftige Rückenmuskulatur), kann es gelingen körperliche Belastungen am Arbeitsplatz wie Heben, Tragen, Ziehen (die nicht eliminiert werden können), weitgehend zu reduzieren. Weil die Mitarbeiter dabei selbst eine entscheinde Rolle bezüglich ihrer Gesundheit spielen, soll verhaltensorientiert einmal das Interesse der Mitarbeiter an gesundheitsfördernder Bewegung, rückenschonendem Arbeiten und die Kräftigung der Rückenmuskulatur angestrebt werden. Durch die Einrichtung von

Räumlichkeiten in Arbeitsplatznähe in denen das Training stattfindet und die zeitliche Gestaltung von Möglichkeiten zur Teilnahme an dem Training werden die verhältnisorientierten Inhalte unterstützt, sodass eine Kombination aus beiden Ansätzen, die sich als am effektivsten bewährt hat, berücksichtigt wird. Die Dauer der Maßnahme beträgt acht bis zwölf Monate, da die Schaffung der arbeitsplatznahmen Räumlichkeiten viel Zeit in Anspruch nimmt und ein hoher organisatorischer Aufand besteht. Das Training an sich findet dann mindestens sechs bis acht Monate statt, weil sich die ersten Effekte des Trainings erst nach ca. 8-12 Wochen zeigen, und die Mitarbeiter danach nicht aufhören, sondern weiterhin positive Auswirkungen erfahren sollen. So können die zuvor formulierten Ziele besser als langfristige Ziele manifestiert werden.

Tabelle 13: Interventionsmaßnahme „Einführung Ergonomie-Optimierungsprogramm"

„Ergonomie-Optimierungsprogramm" bei der Muster GmbH	
Handlungsschwerpunkt	2: Bessere Arbeitsplatzverhältnisse schaffen
Zielgruppe	Mitarbeiter der Kommissionierung der Groß- und Kleinmöbel und des Versands
Zielsetzung	Senkung der schlechten Arbeitsvoraussetzungen zur Verbesserung der Ergonomie
Inhalte verhaltensbezogen	Aufforderung der Mitarbeiter zur Nutzung der zusätzlichen Transportfahrzeuge Erlernen von schnellen Entspannungsmöglichkeiten am Arbeitsplatz (Kommissionierung Großmöbel) Aufklärung und Information über Arbeitssicherheit und verpflichtende Nutzung (Kommissionierung Kleinmöbel)

„Ergonomie-Optimierungsprogramm" bei der Muster GmbH	
Inhalte verhältnisbezogen	Anschaffung zusätzlich benötigter Transportfahrzeuge, Schaffung von Erholungsmöglichkeiten zwischen des schweren Arbeitens (Kommissionierung Großmöbel)
	Schaffung angemessener Beleuchtung (Kommissionierung Kleinmöbel)
	Neustrukturierung: Schaffung von mehr Raum (Versand)
Zeitdauer	6-8 Monate

Begründung Ergonomie-Optimierungprogramm:

Zu der Zielgruppe gehören alle Mitarbeiter der Kommissionierung der Groß- und Kleinmöbel und des Versands. Denn am Arbeitsplatz der Kommssionierung der Großmöbel besteht der Gefährdungsbeurteilung zufolge das höchste gesundheitsschädigende Risikio und die dortigen Gefährdungen lassen einige Lösungswege zu. Im Versand und in der Kommssionierung der Kleinmöbel, wo die Mitarbeiter Gefahren durch Kleinigkeiten ausgesetzt sind, können ebenfalls einfache Lösungswege mit hohem Effekt angewendet werden, weshalb auch diese Mitarbeiter der Zielgruppe angehören. Das Ziel Senkung der schlechten Arbeitsplatzverhältnisse zur Ergonomieoptimierung wird gewählt, weil die Zielgruppe offensichtlich schlechten Arbeitsplatzverhältnissen ausgesetzt ist und diese belastend, sowie gesundheitsschädigend wirken, was u. A. die Ergebnisse der Mitarbeiterbefragung zeigen (s. Belastungen und Beschwerden). Um diese Gefährdungen langfristig senken zu können, sind in erster Linie verhältnisorientierte Inhalte wie die Anschaffung zusätzlicher Transportfahrzeuge, Schaffung von Erholungmöglichkeiten und mehr Raum unabdingbar. Damit ist es aber nicht getan, denn die Mitarbeiter haben durch ihr Verhalten am Arbeitsplatz selbst auch großen Einfluss auf ihren Gesundheitszustand und dessen Entwicklung. Aus diesem Grund findet eine Aufklärung über Arbeitssicherheit, sowie die Einweisung/ Aufforderung zur Umsetzung der neuen Bedingungen im Sinne verhaltensorientieren Inhalten statt. So wird eine Kombination aus beiden Ansätzen, die sich am effektivsten bewährt hat, berücksichtigt. Die Zeitdauer beträgt insgesamt sechs bis acht Monate, da die Veränderung der Arbeitsplatzverhältnisse wie z. B. die Anschaffung zusätzlicher Transportfahrzeuge durch eine frühe Bestellung und Lieferung schnell und einfacher vollzogen werden kann. Außerdem sind die verhaltensorientieren Maßnahmen zur Aufklärung und Anweisung am

Arbeitsplatz etwas simpler, da sie von den Mitarbeitern leichter angenommen werden, als ein „anstrengendenes" Rückentraining, das anfangs oft erst sinnlos erscheint bis sich die ersten Effekte zeigen. Nach mindestens 3-4 Monaten sollten dann die Arbeitsplatzverhältnisse bestmöglich optimiert sein, sodass eine Maßnahme bei der für alle Mitarbeiter die Pflicht besteht gemäß der neuen Verhaltensanweisungen und Arbeitsbedingungen zu arbeiten. Dies wird fortlaufend kontrolliert und dauert 3-4 Monate. Natürlich sollen die Mitarbeiter nach Abschluss der Maßnahme das Gelernte im Arbeitsalltag selbstständig umsetzen.

3.2 Projekt- und Ressourcenplanung

Die Durchführung des Projekts verursacht nicht nur Kosten, sondern erfodet auch einen zeitlichen und personellen Aufwand. Letztlich gehen die Ressourcen- und die organisatorische Planung ineinander über. Bei der Ressourcenplanung wird der zeitlich Aufwand bereits berücksichtigt. Im Rahmen dieser Hausarbeit wird dabei keine explizite Ressourcenplanung mit den jeweiligen Kosten vorgenommen. Die folgenden Tabellen sollen einen groben Überblick über die Projekt- und Ressourcenplanung liefern.

In der nachstehenden Tabelle werden die Zuständigkeiten und die dafür notwendigen personellen Ressourcen aufgeführt:

Tabelle 14: Darstellung personeller Ressourcen und Zuständigkeiten

Personelle Ressourcen	Zuständigkeit für
BGM-Dienstleister (extern)	Planung und Umsetzung des BGMs
Projektleiter (intern)	Leitung und Überwachung des gesamten Projekts
Betriebs- und Personalrat (intern)	Überwachung des gesamten Projekts
Fachkraft für Arbeitssicherheit (extern)	Unterstützung der Analysen und Interventionen
Trainer/ Coaches (extern)	Einführung in das Rückentraining, Aufklärunsseminare zur Arbeitssicherheit etc.

Folgende Tabelle gibt Aufschluss über die Budgetplanung ohne monetäre Bezifferung bei der zwischen externen und internen Kostenpositionen unterschieden wird:

Tabelle 15: Darstellung Budgetplanung extern und intern

	Budget/ Finanzielle Ressourcen
Extern	Projektbudget für die gesamte Laufzeit des Projekts Zusätzliches Maßnahmenbudget für die Umsetzung der geplanten Maßnahmen (Errichten der Räumlichkeinten, Arbeitsplatzgestaltung, Anschaffung Materialien etc.) Dauerhaftes BMG-Budget (jährlich einzuplanendes Budget zur langfristigen Durchführung des BGMs)
Intern	Freistellung der Beschäftigten für Teilnahme an Training/ Seminaren während der Arbeitszeit Freistellung für Besprechungen der intern am Projekt beteiligten Personen wie Projektleiter und Betriebs- und Personalrat

Folgende Abbildung zeigt den Projektplan, der den Ablauf des gesamten BGM-Projekts der Muster GmbH darstellt:

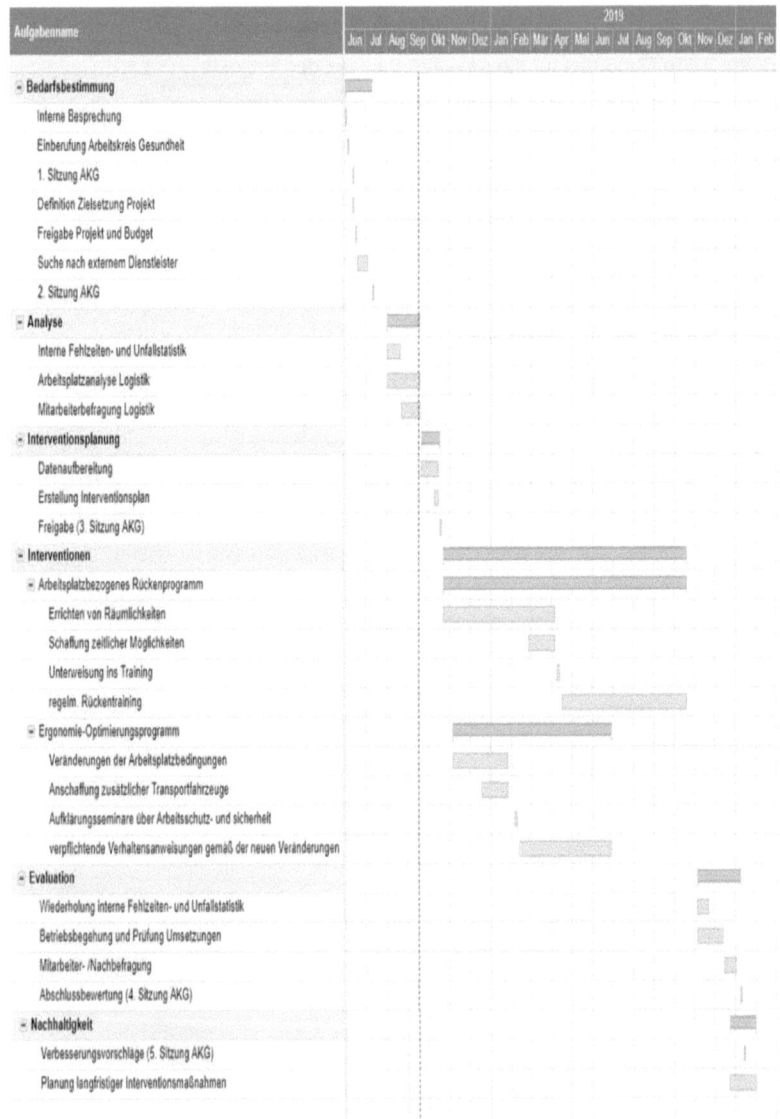

Abbildung 1: Darstellung BGM-Projektplan der Muster GmbH

Beschreibung/ Erläuterung Projektplan:

Das BGM-Projekt der Muster GmbH gliedert sich, wie es jedes BGM-Konzept sollte, in die sechs Phasen Bedarfsbestimmung, Analyse, Interventionsplanung, Interventionen, Evaluation und Nachhaltigkeit. Diese sind in der Abbilung 1 rosa gekennzeichnet. Es ist zu erkennen, dass innerhalb dieser Phasen bestimmte Aufgaben bzw. Maßnahmen erfolgen, wodurch eine Untergliederung entsteht. Diese Aufgaben/ Maßnahmen können teils, wenn sie nicht abhängig voneinander sind, auch zeitgleich erfolgen oder sich in Zeiträumen der Durchführung überschneiden, wie es beispielsweise bei der vierten Phase bei den Interventionen der Errichtung von Räumlichkeiten und der Schaffung zeitlicher Möglichkeiten der Fall ist. (s Interventionen Abbildung 1).

Die Abfolge der sechs Phasen ist allerdings einzuhalten, da die Phasen zusammenhängen und größtenteils aufeinander aufbauend sind.

Bei der ersten Phase muss zunächst der notwendige Bedarf festgestellt werden, wofür eininge interne Besprechungen und Termine notwenig sind.

Dann folgt die zweite Phase, die Analyse, wo Daten erhoben werden um den Status Quo des Unternehmens zu ermitteln, sodass im späteren Verlauf Vergleiche gezogen und eine Veränderung bzw. die Wirkung erfasst werden kann. Diese beiden Phasen sind bei dem Projekt der Muster GmbH bereits abgeschlossen bzw. liegen in der Vergangenheit, was in der Abbildung durch die grau gestrichelte Horizontale gekennzeichnet ist (s. Abbildung 1). Sie gibt den jetzigen Zeitpunkt an, und weist somit konkret auf kurz bevorstehende Maßnahmen/ Aufgaben hin.

Im Anschluss an die Analyse werden die Daten aufbereitet und der Interventionsplan erstellt, welcher dann zur Freigabe bei der Geschäftsführung vorgelegt werden muss.

Nach Freigabe der geplanten Interventionen folgt der Kern des Ganzen: die vierte Phase bei der schließlich die Interventionen umgesetzt werden. Bei der Muster GmbH sollen die beiden Interventionen „arbeitsplatzbezogenes Rückenprogramm" sowieso „Ergonomie-Optimierungsprogramm" durchgeführt werden, die widerrum einzelne Maßnahmen beinhalten. Das arbeitsplatzbezogene Rückenprogramm erfordert Aufgaben die am längsten Dauern, sodass damit begonnen wird. Im weiteren Verlauf können Maßnahmen des Ergonomieoptimierungsprogramms einsetzen, da die Maßnahmen der beiden Interventionen unabhängig voneinander sind. Anders verhält es sich mit den Maßnahmen innerhalb der jeweiligen Interventionen, denn diese sind aufeinander aufbauend und müssen dementsprechend nacheinander erfolgen (s. Abbildung 1). Beispielsweise müssen die Räumlichkeiten nutzbar sein und die Trainingsunterweisungen stattgefunden haben, bevor mit den Mitarbeitern das Rückentraining begonnen werden kann. Das

Rückentraining an sich soll während der Arbeitszeit stattfinden, wofür die Mitarbeiter freigestellt werden, was in Tabelle 11 bereits ersichtlich wird. Ebenso sollen die Trainingseinweisungen, Aufklärungsseminare etc. auch während der Arbeitszeit stattfinden. Nachdem die Interventionen abgeschlossen sind, kann mit der Evaluation begonnen werden. Hierbei gilt drauf zu achten, dass dazwischen nicht zu viel Zeit vergeht, da die erzielten Effekte mit zunehmender Zeit abklingen können und die Ergebnisse somit verfälscht werden. Bei den Maßnahmen im Rahmen der Evaluation des vorliegenden Projektes der Muster GmbH wird ebenfalls mit der am längsten dauernden Maßnahme begonnen, welche die Betriebsbegehung und Prüfung auf Umsetzung darstellt. Weitere Evaluationsmaßnahmen können zeitnah oder gleichzeitig erfolgen, da diese unabhängig voneinander sind, abgesehen von der Abschlussbewertung, die logischerweise nach Abschluss aller Evaluationsmaßnahmen erfolgt.

Das Ende des Projektes bildet die Phase der Nachhaltigkeit. Hierbei werden z. B. bei der Muster GmbH Verbesserungsvorschläge oder gut laufende Interventionen thematisiert, sodass das Unternehmen langfristig von der Wirkung der Interventionen profitieren kann. Jedoch sollten statt einzelnen Interventionen, die nach einer gewissen Zeit beendet sind, stetige Interventionen laufen, sodass die Gesundheit und Leistungsfähigkeit der Mitarbeiter effektiv gefördert und aufrechterhalten werden können. Aus diesen Gründen ist es sinnvoll, wenn die Muster GmbH das Pilot-Projekt als erfolgreichen Start für die allmähliche Integration des BGMs als festen Bestandteil ihres Unternehmens nutzt.

4 Diskussion und Probleme der Evaluation

Bevor auf Möglichkeiten und Probleme der Evaluation eingegangen wird, soll zunächst einmal der Begriff Evaluation kurz erklärt werden. Die wissenschaftliche Literatur unterscheidet zwischen der Prozessevaluation (auch formative Evaluation) und der Ergebnisevaluation (auch summative Evaluation). Der wesentliche Unterschied besteht darin, dass die Ergebnisevaluation summativ, also zusammenfassend die Wirksamkeit einer Intervention (nach Abschluss der Intervention) beurteilt, während die Prozessevaluation regemäßig Zwischenergebnisse erstellt, um die laufende Intervention zu modifizieren oder zu verbessern (Bortz & Dörning, 2006, S. 110).

Allgemein ausgedrückt, bedeutet Evaluation, dass Ziele, die idealerweise bei der Entwicklung der Maßnahmen gesteckt wurden, auf ihre Erfüllung geprüft werden. Dazu werden die Ergebnisse, die im Rahmen der Analysen erhoben wurden, herangezogen. Diese Daten dienen als Grundlage für einen späteren Vergleich mit den Ergebnissen nach der Intervention. Ein solcher Vergleich nennt sich Prä-Post-Messung, welche sich als Ergebnisevaluation kennzeichnet.

Zur Überprüfung der im Rahmen dieser Hausarbeit dargestellten Interventionen, werden im Folgenden drei Möglichkeiten erläutert.

Die Intervention „arbeitsplatzbezogenes Rückenprogramm" kann durch den Vergleich betriebswirtschaftlicher Kennzahlen evaluiert werden. Diese Kennzahlen sind beispielsweise Krankenstände und Arbeitsunfälle, die anfangs bei den Analysen erfasst werden. Nach Abschluss der Interventionen werden diese Werte erneut erhoben, um direkte Vergleiche zu ziehen. Aufgrund des Vorher-/ Nachhervergleichs stellt dieses Verfahren die Prä-Post-Messung und gleichzeitig die summative Evaluation dar.

Die Evaluation der Intervention „Ergonomie-Optimierungsprogramm" kann durch eine Betriebsbegehung und Prüfung auf Umsetzung der Arbeitsplatzverhältnisse erfolgen. Dabei wird überprüft, inwiefern durch die Veränderung der Arbeitsplatzverhältnisse die gesteckten Ziele erfüllt wurden/ werden. Dies kann während der laufenden Intervention geschehen, da Zwischenergebnisse Aufschluss darüber geben, ob die Prozesse fortschrittlich verlaufen und ob gegebenenfalls eigegriffen werden muss. Aufgrund dieser Möglichkeit der Modifizierung der Prozesse, wird dies als Prozessevaluation bezeichnet.

Als weitere Möglichkeit der Evaluation bietet sich die Mitarbeiterbefragung die bei beiden dargestellten Interventionen angewendet werden kann. Die vor Beginn der Interventionen durchgeführte Mitarbeiterbefragung wird nach Abschluss der Interventionen erneut durchgeführt, sodass man Vorher-/ Nachhervergleiche ziehen kann. So kann beispielsweise geschaut werden, ob sich durch das arbeitsplatzbezogene Rückenprogramm die Häufigkeit der Rückenschmerzen oder durch das Ergonomieoptimierungsprogramm arbeitsbedingte Belastungsfaktoren reduziert haben. Dieses Verfahren stellt ebenfalls die Prä-Post-Messung, sowie die summative Evaluation dar, weil nach Abschluss der Intervention ihre Wirkung durch eine Vorher-/ Nachhermessung beurteilt wird.

Allerdings können sich bei der Evaluation von Maßnahmen im Zusammenhang des BGMs einige Probleme ergeben. Beispielsweise kann bei der Evaluation in Form einer Befragung das Problem geringer Rücklaufquoten/ Teilnehmerquoten auftreten, was insbesondere bei kleinen Unternehmen oder der Betrachtung von einzelnen Abteilungen problematisch ist. Denn dadurch fällt die Summe der auswertbaren Fragebögen sehr gering aus, weshalb die Ergebnisse nicht als repräsentativ anzusehen sind.

In diesem Zusammenhang steht bei der Evaluation mittels einer Befragung die Problematik der Anonymität, welche zum Schutz des Persönlichkeitsrechts der Befragten gemäß der neuen EU-DSGVO gewährleitet werden muss (vgl. Arlt & Nölte, o. J.). Dieses Problem gewinnt besonders dann an Relevanz, wenn das Unternehmen eine derart geringe Anzahl an Mitarbeitern hat oder die Geschlechterverteilung (in den Abteilungen) so ist, dass trotz Kodierung bei den Antwortangaben erkennbar ist, welcher Mitarbeiter welchen Fragebogen ausgefüllt hat. Denn oftmals besteht das Problem, dass die Mitarbeiter die Angst hegen, aufgrund ihrer Antworten von Kollegen, dem Vorgesetzten oder dem Geschäftsführer verurteilt/ benachteiligt zu werden, weshalb sie die Fragen nicht wahrheitsgemäß beantworten. Dies führt zu einem weiteren Problem, zu der Verzerrung der Ergebnisse, auf das an dieser Stelle nicht weiter eingegangen werden soll.

Abschließend lässt sich festhalten, dass die Evaluation im Rahmen des BGMs durch potenziell zusätzlich auftretende Probleme nicht vereinfacht wird, jedoch ein enorm wichtiger Bestandteil eines BGM-Projektes ausmacht.

5   Literaturverzeichnis

Arlt, A. & Nölte, A. (Händlerbund e. V., Hrsg.). (o. J.). *DSGVO (Datenschutzgrundver-ordnung) Datenschutzänderungen ab dem 25. Mai 2018. Einheitliches Datenschutz-recht in der EU.* Zugriff am 14.09.2018. Verfügbar unter https://www.haendlerbund.de/de/leistungen/rechtssicherheit/agb-service/datenschutzgrundverordnung

Bortz, J. & Dörning, N. (2006). *Forschungsmethoden und Evaluation für Human- und Sozialwissenschaftler.* Heidelberg: Springer.

Bundesministerium für Arbeit und Soziales (Hrsg.). (2016). *Sicherheit und Gesundheit bei der Arbeit 2014. Unfallverhütungsbericht Arbeit* (2., korrigierte Auflage), Dortmund/Berlin/Dresden.

Fries, E. & Kirschbaum, C. (2009). Chronischer Stress und stressbezogene Erkrankungen. In Beckmann, J. & Wippert, P. (Hrsg.). *Stress- und Schmerzursachen verstehen. Gesundheitspsychologie und –soziologie in Prävention und Rehabilitation.* Stuttgart: Thieme.

Morsch, A. (2017). *Studienbrief Betriebliches Gesundheitsmanagement 2 – Gefährdungsbeurteilung.* Saarbrücken: Deutsche Hochschule für Prävention und Gesundheitsmanagement.

Statistisches Bundesamt (Hrsg.). (2018). *Qualität der Arbeit. Dimension 2: Einkommen und indirekte Arbeitgeberleistungen. Krankenstand.* Zugriff am 15.08.2018. Verfügbar unter https://www.destatis.de/DE/ZahlenFakten/GesamtwirtschaftUmwelt/Arbeitsmarkt/ Doorpage/Indikatoren_QualitaetDerArbeit.html?cms_gtp=318944_slot%253D2

Struhs-Wehr, K. (2017). *Betriebliches Gesundheitsmanagement und Führung. Gesundheitsorientierte Führung als Erfolgsfaktor im BGM.* Wiesbaden: Springer.

Walter, U., Plaumann, M., Busse, A. & Klippel, U. (2006). *Prävention von Stress am Arbeitsplatz: Ergebnisse einer systematischen Literaturrecherche.* In Käufmännische

Krankenkasse (KHK). Weißbuch Prävention 2005/2006. Stress? Ursachen, Erklärungsmodelle und präventive Ansätze. Heidelberg: Springer.

6 Abbildungs- und Tabellenverzeichnis

6.1 Abbildungsverzeichnis

6.2 Tabellenverzeichnis

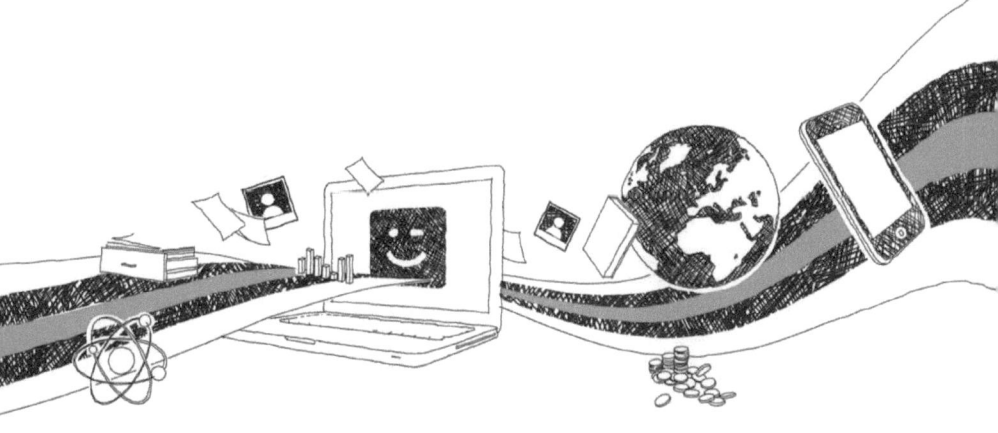
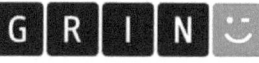